CATARRHE PURULENT

DE

L'OREILLE MOYENNE ET EXTERNE

POLYPES

ABLATION A L'AIDE DU POLYPOTOME DE WILDE, GUÉRISON

(Présentation des pièces et communication à la Société de médecine.)

Par le Dr Émile LÉVY

CHEF DE CLINIQUE A LA FACULTÉ DE MÉDECINE DE NANCY

M. X., avoué, âgé de 30 ans, d'une bonne constitution, a perdu l'ouïe du côté gauche depuis une quinzaine d'années. Il ne se rend pas bien compte du début de son infirmité ; l'oreille droite étant très-bonne, il ne s'apercevait pas trop de la diminution de l'acuité auditive de l'autre côté, jusqu'au moment où il fut absolument sourd à gauche, au point qu'en marchant, par exemple, avec une autre personne, il se voyait obligé de se placer à sa gauche pour pouvoir engager et suivre une conversation.

Il ne se rappelle pas avoir eu, avant l'âge de 15 ans, d'écoulement d'oreille.

Comme maladies prédisposantes, il a eu dans la première enfance la rougeole, mais pas de scarlatine ni d'autre maladie accompagnée d'angine donnant lieu habituellement à des catarrhes purulents.

Sa surdité gauche ne l'inquiétait nullement, lorsqu'il y a 6 ans, il fut pris d'écoulements d'oreille assez abondants de ce côté. Ayant consulté un médecin à cette époque, il se donna, d'après ses conseils, de simples soins de propreté, des injections d'eau tiède, qui amenèrent en quelque temps la disparition complète de toute suppuration.

Au mois de février 1879, il y a par conséquent 20 mois de cela, le malade vint me consulter pour sa surdité. J'examinai à ce moment son tympan, et je constatai qu'il présentait une perforation, que l'air le traversait quand le malade faisait l'expérience de Valsalva. La membrane du tympan était elle-même épaissie, d'une teinte jaunâtre; il n'existait pas trace de pus dans le conduit auditif. Le malade n'entendait pas la montre même appliquée contre l'apophyse mastoïde, ce qui indiquait une perte absolue du sens de l'ouïe.

Je lui conseillai alors de renoncer à recouvrer son acuité auditive pour le moment.

Un an après, c'est-à-dire au mois de février de cette année 1880, apparut de nouveau l'écoulement, 4 ans après le premier. Cette fois il était plus abondant, jaunâtre, épais, strié de sang, très-fétide. Le malade essayait parfois de se donner des injections d'eau tiède sans y parvenir; quand il voulait à l'aide d'une curette se nettoyer l'oreille, il sentait une résistance douloureuse, et l'écoulement sanguin devenait plus fort. Pensant que cet écoulement était de même nature que celui qu'il avait eu il y a 4 ans, le malade continua les injections jusqu'au mois de juin, où il revint me voir.

Le 2 juin, je fus surpris, à la première injection que je lui fis dans l'oreille pour me permettre d'examiner le conduit, de voir tomber dans la cuvette un corps étranger, gros comme un pois parfaitement rond, dur, à surface granulée comme une fraise, je fis des sections dans ce corps que je reconnus être un polype détaché par le liquide que j'avais injecté. Il s'écoula un peu de sang. En examinant le conduit auditif, je vis quelques points saignants que je cautérisai avec une solution d'azotate d'argent au $\frac{1}{10}$, à l'aide d'un petit tampon de charpie au bout d'une pince coudée.

Dans toute la partie profonde du conduit auditif externe s'apercevait une surface rouge, granuleuse, en pleine suppuration; la membrane du tympan était rouge elle-même; mais je ne vis nulle part de signe d'une nouvelle excroissance polypeuse. Toutefois, en raison de la fréquence des récidives, je priai le malade de revenir me voir si l'écoulement ne s'arrêtait pas.

Celui-ci diminua pendant une quinzaine de jours et reprit de plus belle, plus abondant, plus fétide que jamais, et très-souvent accompagné de petites otorrhagies.

Un mois après, le 25 juillet, je revis le malade. En voulant introduire le *speculum auris*, je fus arrêté à peu près au niveau de la jonction du conduit auditif membraneux et de l'osseux par un corps rouge, luisant, lisse, obstruant totalement la lumière du conduit. C'était évidemment un nouveau polype qui s'était reproduit dans l'espace d'un mois. L'écoulement était toujours très-abondant et très-fétide. Je résolus immédiatement d'extraire ce polype à l'aide du polypotome de Wilde. Je me servis d'un stylet mousse pour appuyer sur le polype, et constater d'abord qu'il était mobile; je contournai ensuite la petite tumeur dans tous les sens, avec le même stylet, qui fut arrêté en bas et en avant; le polype était donc inséré vers l'angle antéro-inférieur du conduit auditif externe, à peu près vers la partie moyenne de son trajet et à une distance suffisante de la membrane du tympan.

J'enlaçai toute cette petite tumeur dans l'anse métallique du serre-nœud, et, après l'avoir bien assujettie, je le coupai brusquement.

La douleur ne fut pas très-vive. L'opération fut suivie d'un écoulement sanguin assez abondant qui disparut par quelques injections d'eau.

La tumeur, que je présente à la Société, était de la dimension d'un haricot avant l'action de l'alcool. Elle était assez dure, rouge, charnue, non pédiculée, à base large, sessile. Je cautérisai la surface d'implantation du polype avec un pinceau imbibé d'une solution au $\frac{1}{8}$ de chlorure de zinc. Je répétai cette cautérisation deux jours après.

Après l'enlèvement du polype qui avait bouché complétement la lumière du conduit auditif, je pus voir le fond de cette cavité rouge, suppurée, granuleuse; la membrane du tympan cachée par des masses blanchâtres de pus concret qui n'avait pu s'écouler, que je détachai par de nouvelles injections d'eau tiède.

Les résultats de l'opération ont été les suivants:

Diminution considérable puis disparition de l'écoulement, plus d'odeur fétide, plus d'écoulement de sang par l'oreille.

J'ai examiné ce malade encore tout récemment, le 7 novembre : l'écoulement purulent avait disparu.

La suppuration n'a plus reparu à l'intérieur. Je distinguai nettement l'emplacement du gros polype que j'avais extrait la première fois et qui n'a plus récidivé.

On peut considérer actuellement le guérison comme assurée.

Je veux présenter dès à présent quelques considérations à propos de cette observation qui me paraît intéressante à plusieurs points de vue.

Je me réserve, après vous avoir montré ces tumeurs, de faire l'étude histologique de ces polypes qui me paraissent toutefois se ranger dans la catégorie des polypes muqueux.

L'*étiologie* des polypes de l'oreille est en général assez obscure; leurs rapports avec les écoulements d'oreille et la surdité assez mal définis. La longue durée de l'observation chez mon malade me permet d'abord d'affirmer certaines données étiologiques.

Le siége des polypes est aussi très-variable, la confusion avec les simples excroissances fongueuses est fréquente.

Ce qui est admis à peu près par tous les auteurs, c'est que la cause la plus habituelle du développement des polypes est l'existence d'anciennes lésions catarrhales de la caisse et de l'oreille externe.

Chez mon malade, il avait dû probablement exister dès l'enfance une myringite suppurée qui avait déterminé, comme cela arrive si souvent, une perforation de la membrane du tympan et une surdité unilatérale dont le malade ne se souvient que depuis l'âge de 15 ans.

Sous l'influence d'une cause inconnue, la suppuration a reparu, il y a quatre ans, d'une façon passagère, et quand je l'examinai il y a 3 ans, je ne découvris ni pus, ni polypes. Ces derniers ne se sont donc développés pour la première fois qu'il y a 6 mois, en même temps que la suppuration.

Un fait important à noter, c'est que la surdité a précédé longtemps l'affection polypeuse.

Le premier polype est tombé à la suite d'une simple injection, et je ne doute pas qu'il ne se soit détaché spontanément par une véritable *déhiscence,* et que l'injection ne l'ait qu'entraîné mécaniquement.

Le fait a été observé assez rarement, et doit facilement passer inaperçu sans une grande attention. Pourtant Gattstein (*Archiv der Ohrheilkunde*) a observé quelques cas de ce genre; Duplay a vu également une fois un polype céder à une injection.

Quant à l'autre polype que j'ai extrait à l'aide du polypotome de Wilde, il présente des particularités intéressantes, d'abord par son volume qui est relativement considérable, et il aurait certainement avant peu fait saillie à l'ouverture du conduit auditif externe.

Le point d'implantation sur le conduit lui-même et nullement au voisinage de la membrane du tympan, est observé exceptionnellement.

Ce qui est surtout remarquable, c'est la rapidité de son développement auquel j'ai pu assister. Dans l'espace d'un mois, il est né et a bouché tout le conduit. Frölich a vu le même fait se produire en l'espace de 6 semaines.

Quant à la présence simultanée ou au développement successif de plusieurs polypes, c'est là un fait fréquent et qui, dans mon cas, rentre dans la règle générale.

Il n'est pas douteux que l'on confonde souvent avec des polypes de simples bourgeons charnus qui traversent la membrane du tympan perforé.

J'ai eu l'occasion d'observer un jeune homme qui prétendait avoir été opéré d'un polype; je pus extraire moi-même, à l'aide d'une petite pince coudée, quelques masses charnues saignantes, qui n'étaient autres que des bourgeons charnus perforant la membrane du tympan et provenant d'une surface cariée du rocher, ce que démontrait suffisamment le gonflement douloureux de l'apophyse mastoïde.

Il fut opéré quelque temps après de la résection de cette apoplyse, et la suppuration disparut ainsi que les prétendus polypes.

Le diagnostic différentiel toutefois n'est pas toujours aussi facile, car de vrais polypes, comme on l'a observé, peuvent se développer dans la caisse et apparaître plus tard, à travers une perforation du tympan, dans le fond du conduit auditif.

Quant au traitement, le plus sûr est l'ablation de la tumeur à l'aide du polypotome et la cautérisation du pédicule.

Dans la plupart des cas, la suppuration s'arrête, comme cela est arrivé chez mon malade ; mais l'ouïe n'est pas pour cela recouvrée, les lésions anciennes de l'oreille moyenne ont souvent déjà aboli depuis longtemps la fonction auditive d'une façon irrémédiable.

OBSERVATION

D'APHASIE TOTALE DATANT DE TROIS MOIS

GUÉRIE SUBITEMENT PAR LE PASSAGE D'UN COURANT FARADIQUE

Et présentation de la malade à la Société de médecine de Nancy

Par le Dr Émile LÉVY

CHEF DE CLINIQUE MÉDICALE A LA FACULTÉ DE MÉDECINE

Mme Vincent, âgée de 56 ans, demeurant à Nancy, rue Notre-Dame, n° 7, est mariée et mère de 3 enfants bien portants. Elle a une bonne constitution, et n'a pas eu d'autres maladies que des douleurs rhumatismales dans les épaules il y a quelques années. Elle n'a jamais eu d'oppression ni de palpitations cardiaques. —Ménopause depuis l'âge de 53 ans; elle a eu son dernier enfant à l'âge de 42 ans.

Le 16 juin 1880, elle ressentit, ainsi que les jours suivants, une sorte de malaise général, de la lourdeur de tête, qui la poussait à s'endormir aussitôt qu'elle s'asseyait pour prendre un peu de repos. Elle s'était aperçu que ses jambes étaient comme mortes, et qu'elle ne les sentait pas bien. Elle avait éprouvé aussi des sensations de fourmillement dans la face et surtout vers le sommet de la tête. Pendant 3 jours elle n'avait pu manger et était en proie à une tristesse profonde et inexplicable.

Le 19 juin 1880, à 8 heures du soir, au moment de se mettre au lit, se sentant plus indisposée que de coutume, elle eut un éblouissement, jeta un cri et perdit connaissance.

La fille nous donne les renseignements suivants : elle nous dit qu'un médecin appelé aussitôt constata une attaque d'apoplexie et porta un pronostic très-sévère.

Mme Vincent resta pendant 3 jours sans sa complète connaissance; quand elle voulut sortir du lit, on s'aperçut qu'elle était paralysée des membres et de la face du côté droit, que la bouche était déviée; de plus, son médecin constata qu'elle était absolument insensible de tout ce côté; qu'elle ne voyait rien de l'œil droit et qu'elle était sourde de l'oreille droite. En outre, elle ne pouvait pas prononcer un seul mot. L'intelligence était toutefois revenue au bout de 3 jours, mais la mémoire était très-affaiblie; elle se faisait comprendre par gestes.

Elle garda le lit pendant 40 jours.

Quand elle se leva, elle traîna encore un peu la jambe; peu à peu les fonctions du bras et de la jambe reparurent; mais elle resta anesthésiée de tout le côté et ne put que remuer un peu les lèvres sans proférer une parole, sans émettre un son.

Elle commença alors à sortir de chez elle, mais elle se trompait de rue ou de maison, oubliait tantôt son nom, tantôt le jour de la semaine quand elle cherchait à se les rappeler pour elle-même.

Cette malheureuse femme avait à ce moment recouvré une partie de son intelligence; elle souffrait de ne pouvoir dire un seul mot; les enfants de son quartier (cet âge est sans pitié) la raillaient au passage et la prenaient pour une folle, lui rendant la vie insupportable. Elle était, nous a-t-elle dit depuis, d'une profonde tristesse qui la poussait parfois à des actes déraisonnables.

Le traitement interne à l'iodure de potassium qu'elle suivait dès le début n'avait pas modifié sa situation. Elle vint à la consultation de l'hôpital, où l'on porta le diagnostic d'aphasie de cause organique.

Je revis cette malade trois mois après son attaque et je constatai l'état suivant le 20 septembre 1880 :

L'intelligence paraît nette; la malade comprend tout, répond par gestes. Hémianesthésie du côté droit, sensitive et sensorielle; les mouvements du bras et de la jambe droite sont à peu près rétablis. La malade fait quelques mouvements avec les lèvres, mais elle ne peut remuer la langue ni émettre un son.

Je fus frappé de ce dernier symptôme, et je pensai rétablir en l'électrisant les mouvements de la langue.

Aussi j'électrisai, séance tenante, la langue, les cordes vocales, les parties latérales du cou avec des courants induits faibles.

Après cette première, la malade put remuer la langue, la sortir de la bouche, et dit le mot *ah!*

Je lui dis de répéter les mots *merci, monsieur;* elle ne put le faire; mais elle parvint à dire *mer-ci mon-sieur,* avec effort et en épelant chaque syllabe.

En rentrant chez elle, elle put dire quelques mots.

Le lendemain, la sensibilité générale et spéciale était revenue. Je l'électrisai 5 jours de suite, au bout desquels elle put prononcer à peu près tous les mots que je disais devant elle. — Je l'engageais à s'exercer à parler en se faisant épeler les mots. — Je ne pus examiner son écriture, car elle ne sait pas écrire.

Elle m'a raconté depuis qu'elle a appris à parler de nouveau comme un enfant.

Elle se promenait tous les jours avec sa fille qui lui apprenait à prononcer les différents mots, et elle s'exerçait peu à peu à les répéter.

Certains mots lui présentaient des difficultés particulières; aussi elle est restée dix jours avant de pouvoir articuler le mot *fourchette,* elle disait *four,* puis s'arrêtait net.

Souvent quand elle avait appris un mot elle l'oubliait, et elle était obligée de le réapprendre. Elle a passé une après-midi pour apprendre le mot *confiture.*

Actuellement elle prononce assez bien tous les mots, excepté ceux qui sont trop longs. Ainsi pour dire *Université,* elle dit *iversité.* Elle nous dit explicitement qu'elle oublie de temps en temps un mot, par exemple le mot *clef,* comme elle oubliait auparavant son nom ou le jour de la semaine. Mais jamais elle ne prononce un mot pour un autre.

Au début, elle ne pouvait pas appeler ni crier haut, maintenant elle parle très-fort.

Son état est actuellement très-satisfaisant, elle parle très-bien; elle a conservé la sensibilité de tout le côté droit; elle a recouvré la vue, l'ouïe, le goût du même côté; elle est très-heureuse, car elle croit que si sa mutité avait duré encore longtemps, elle serait devenue folle de tristesse et d'ennui.

Rien de particulier du côté du cœur ni des autres organes.

La malade, présentée à la Société de médecine, converse facilement avec plusieurs de nos confrères étonnés qui l'avaient vue peu de temps avant complétement aphasique.

Réflexions. — Cette observation me paraît avoir un certain intérêt théorique et pratique.

A première vue et sans examen attentif, cette malade passait pour une aphasique ordinaire et on laissait à la nature seule le soin de réparer les lésions de la substance cérébrale, comme on le fait d'habitude, sans intervenir par un traitement quelconque.

Une chose pourtant la distinguait des aphasiques, c'était le mutisme absolu, l'abolition des mouvements de la langue; d'autre part, un symptôme spécial, l'hémianesthésie sensitivo-sensorielle était peu en rapport avec l'idée d'une lésion de la substance corticale.

Il faut se demander d'abord quels étaient chez notre malade la *nature* et le *siége* de la lésion.

L'hémianesthésie sensitivo-sensorielle dont elle était atteinte localise la lésion principale dans la partie postérieure de la capsule blanche interne. Cette localisation, découverte par Fürk, confirmée par Charcot et ses élèves, paraît aujourd'hui hors de toute contestation.

En effet, tout le monde sait que la bande de substance blanche qui constitue la capsule blanche interne n'est autre chose que le prolongement du pédoncule cérébral vers les fibres blanches du centre ovale, prolongement qui s'intercale entre les noyaux lenticulaires et caudés du corps strié d'une part, et la couche optique d'autre part. — La partie *antérieure* de la capsule interne contient le prolongement des fibres motrices, et sa destruction, comme dans les expériences de Veyssière, Carville et Duret, entraîne l'hémiplégie sans hémianesthésie. — La partie *postérieure,* au contraire, de cette capsule blanche interne est le carrefour où passent toutes les fibres sensitives et sensorielles, dont la destruction entraîne l'hémianesthésie absolue. Ces deux parties sont également distinctes au point de vue de leur *irrigation artérielle.* —

Un même groupe d'artérioles, les lenticulo-striés, se distribuent au noyau lenticulaire et caudé ainsi qu'à la partie *antérieure* de la capsule interne.

Le groupe postérieur d'artérioles va se distribuer à la partie postérieure de la capsule blanche interne et à la couche optique. — Il y a donc deux systèmes vasculaires indépendants, ce qui explique la possibilité d'hémorrhagies ou de ramollissements limités à ces régions.

D'après les symptômes observés chez notre malade, il paraît avoir existé une hémorrhagie de la partie postérieure de la capsule blanche interne.

Mais, outre l'hémianesthésie, la malade présentait comme symptôme dominant une mutité complète. Était-ce de l'aphasie ?

Pour répondre à cette question, il faut se rappeler que l'absence ou la perte de la parole peut être due à différentes causes :

1° Troubles portant sur l'idéation ; 2° troubles portant sur le passage de l'idée au mot (c'est là la caractéristique de l'aphasie) ; 3° troubles portant sur la *conduction* et l'exécution du mouvement. C'est là une division théorique admise par Grasset.

Mais en réalité tous les cas ne rentrent pas directement dans chacune de ces catégories. — Ainsi l'aphasie peut être complète et alors le malade ne peut pas même répéter les mots qu'on prononce devant lui, il profère des bruits incohérents, souvent les mêmes qui lui semblent exprimer ce qu'il veut dire ; l'adaptation du mot à l'idée manque absolument.

L'aphasie peut aussi être incomplète ; c'est alors une simple *amnésie verbale* ; le malade oublie les mots, mais il les répète quand on les prononce devant lui. — C'était là le cas de notre malade, qui, une fois débarrassée par le courant électrique de sa mutité absolue, avait perdu la faculté de *prononcer* les mots et avait dû les réapprendre. — Elle était donc atteinte d'aphasie incomplète avec amnésie verbale.

On ne peut pas dire qu'il y ait eu chez elle un simple défaut de *conduction* du mouvement nécessaire à l'articulation ; car la conduction étant rétablie par le courant électrique, elle aurait dû immédiatement prononcer tous les mots, sans avoir besoin d'une nouvelle éducation.

J'insiste encore sur ce point, que je n'avais pas affaire à une simple logoplégie, mais à une aphasie incomplète.

Nous avons vu que le siége anatomique de l'hémianesthésie est la partie postérieure de la capsule blanche interne; mais une localisation non moins certaine, c'est celle de l'aphasie dans le tiers postérieur de la troisième circonvolution frontale gauche. Chez notre malade, ces deux symptômes, aphasie et hémianesthésie, existant en même temps, comment une lésion unique peut-elle expliquer cette coïncidence?

Pour cela, il faut se rappeler que les troubles de la parole ne sont pas seulement dus aux lésions de la substance grise corticale.

Grasset a analysé 14 cas où la lésion existait dans la substance blanche sous-jacente, c'est-à-dire dans cette région décrite par Pitres sous le nom de faisceaux pédiculo-frontaux inférieurs. Il faut donc admettre avec de Boyer que « l'intégrité des faisceaux pédiculo-frontaux inférieurs est nécessaire pour que le centre cortical de l'aphasie jouisse de ses manifestations, que l'association des mots et des idées est possible dans ces cas, mais que les mots ne peuvent être prononcés par suite d'une véritable mutité cérébrale». Kussmaul a émis une idée analogue.

Il est donc probable que les conducteurs intracérébraux de la parole engendrée dans la troisième circonvolution gauche sont les faisceaux pédiculo-frontaux inférieurs qui paraissent pénétrer inférieurement dans les corps striés.

Il en résulte que les lésions du corps strié gauche et de leur capsule blanche interne doivent retentir plus particulièrement et plus que celles du côté droit sur les fonctions de la parole.

Maintenant, comment peut-on expliquer dans notre cas les effets si rapides et si étonnants de l'électricité sur le retour de la sensibilité et de la parole.

Déjà Vulpian et Grasset ont montré qu'en électrisant les membres anesthésiés, la sensibilité revenait dans ces parties, que l'application d'aimants et de vésicatoires produisait les mêmes effets; dans un cas, Vulpian a constaté une amélioration de l'aphasie par l'électrisation des membres supérieurs.

Pour expliquer les effets des courants sur le retour de la sensibilité et de la parole, mon opinion est que dans les affections cérébrales, à côté des troubles définitifs produits par la lésion organique, il y a des parties du cerveau qui restent pendant un temps souvent fort long, frappées d'inertie, de *paralysie fonctionnelle.*

En particulier, dans les lésions du corps strié et surtout de la capsule blanche du côté gauche, cette inertie fonctionnelle a pour effet d'abolir par *contiguïté* l'action des conducteurs de la parole intracérébraux, probablement des faisceaux pédiculo-frontaux inférieurs, ce qui détermine une aphasie incomplète, l'amnésie verbale ou plutôt l'oubli de la *prononciation des mots;* et tant que la substance nerveuse n'est pas stimulée par un agent spécial comme l'électricité, il peut persister pendant longtemps, comme dans notre cas, une véritable mutité cérébrale.

Un malade entra un jour dans le service du professeur Bernheim, atteint d'hémiplégie droite et de paralysie faciale double; déjà l'on songeait à une lésion de la protubérance, lorsqu'en électrisant avec un courant induit successivement les deux côtés de la face, le facial à droite resta paralysé, le gauche reprit aussitôt ses fonctions; donc le facial gauche était resté paralysé en quelque sorte par la persistance d'action de l'*ictus* apoplectique, de même que dans d'autres cas la fonction de la parole peut être anéantie.

Ceci prouve même que dans les lésions organiques il faut faire la part exacte des symptômes fixes et des symptômes dus au retentissement de la lésion sur les éléments nerveux du voisinage.

Je termine par les conclusions suivantes :

1° L'aphasie peut être d'origine corticale ou d'origine ganglionnaire centrale;

2° L'aphasie avec hémianesthésie est d'origine centrale et non corticale;

3° Le pronostic de cette *aphasie hémianesthésique* est moins fâcheux que celui de l'aphasie corticale;

4° Dans tous les cas d'aphasie, il importe au plus haut degré d'essayer les courants électriques ou l'aimant pour réveiller l'excitabilité des fibres périphériques et d'électriser directement les organes dévolus à la fonction de la parole.

NOTE

SUR UN

NOUVEAU SPECULUM VAGINAL

Par le Dr Émile LÉVY

CHEF DE CLINIQUE MÉDICALE A LA FACULTÉ DE MÉDECINE DE NANCY

J'ai l'honneur de présenter à la Société de médecine un speculum que j'ai fait construire par M. Streisguth, l'habile fabricant d'instruments de chirurgie de Nancy.

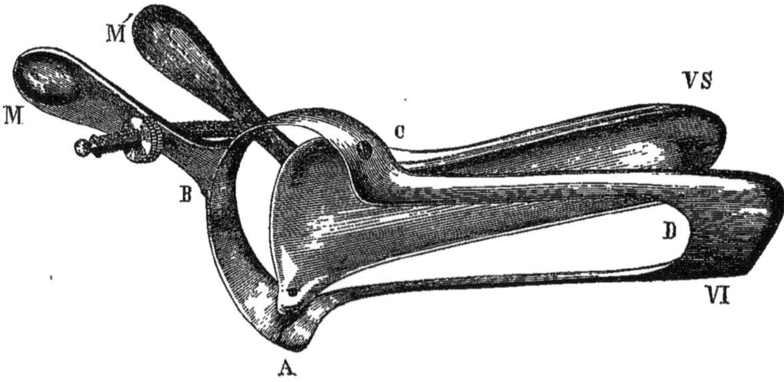

Fig. 1. — MM', manches tournés en haut vers le pubis. — VS, valve supérieure pleine. — VI, valve inférieure fenêtrée dans ses trois quarts antérieurs. — ABC, ouverture antérieure en forme de fer à cheval. — ACD, fenêtre de la valve inférieure périnéale par où l'on peut pratiquer le toucher.

C'est un speculum bivalve, plus petit que le speculum de Cusco. La valve supérieure présente une courbure plus accentuée du bec que dans ce dernier speculum.

La valve inférieure ainsi que l'ouverture externe du speculum offrent des particularités que je vais décrire.

La valve inférieure comporte une fenêtre ovalaire d'environ 23 millimètres de largeur et d'une longueur égale au tiers de la longueur totale de cette valve.

Cette fenêtre se continue en avant avec une ouverture complète de la partie inférieure de l'orifice extérieur du speculum.

La forme de cet orifice est celle d'un fer à cheval à concavité inférieure, tandis qu'elle est circulaire dans les autres speculums bivalves et en général dans tous les speculums, sauf celui de *Sims* qui n'a qu'une valve.

Application du speculum.

Les manches étant tournés en haut vers le pubis, la valve fenêtrée en regard de la fourchette vulvaire, on introduit le speculum fermé dans l'ouverture vaginale, puis on écarte les valves en pressant sur les manches jusqu'à ce qu'on aperçoive le col, et l'on fixe en tournant la vis.

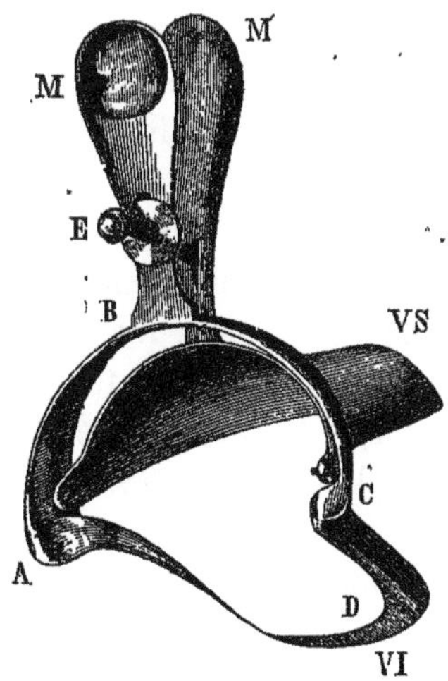

Fig. 2. — *Vue antéro-postérieure du speculum ouvert tel qu'il est appliqué sur la femme.* — MM', manches tournés en haut vers le pubis. — E, vis-écrou limitant l'écartement des valves. — VS, valve supérieure. — VI, valve inférieure fenêtrée. — ABCD, aspect de l'ouverture antérieure par où l'on peut voir le col et pratiquer le toucher.

Une fois appliqué, on constate :

1° Que la fourchette vulvaire n'est en contact avec aucune portion métallique, ainsi que les parties antérieures de la muqueuse vaginale. Celle-ci est légèrement tendue, mais ne fait nullement hernie dans l'intérieur du speculum comme on pourrait le supposer *à priori.*

Le col est très-visible, car la portion *pleine* de la valve inférieure écarte totalement la muqueuse des culs-de-sac en arrière du col, comme la valve supérieure écarte celle des parties antérieures.

La fourchette elle-même n'est pas distendue; elle flotte lâchement en avant, car elle ne subit pas de distension de la part des parties les plus antérieures de l'instrument.

Pendant l'application du speculum, le col s'engage entre les deux valves et descend assez bas pour que le doigt indicateur, se glissant sur la muqueuse vaginale dans la fenêtre de la valve inférieure, puisse facilement toucher le col de l'utérus ainsi que la muqueuse des culs-de-sac dans toute leur étendue. Pour retirer le speculum, il est avantageux de le laisser entr'ouvert jusqu'à ce que le col soit dégagé des valves.

Avantages de ce nouveau speculum.

Au point de vue du diagnostic, il permet une application plus facile qu'avec la plupart des autres speculums. Avec cet instrument, on peut pratiquer le toucher en même temps que l'on examine le col. Ces deux opérations, en général distinctes, sont dans certains cas utilement combinées.

1° La recherche du col elle-même, parfois difficile avec les speculums cylindriques, est généralement plus commode avec le speculum Cusco. Avec mon nouveau speculum, une fois qu'il est introduit, on peut écarter légèrement les valves, toucher le col, en même temps diriger l'instrument le plus favorablement pour permettre sans tâtonnement de placer le col dans l'aire des valves écartées.

2° Dans les lésions utérines, un toucher délicat doit presque toujours prévoir ce que l'examen au speculum va révéler; mais dans les affections vénériennes, les deux opérations combinées seraient fort utiles, par exemple pour constater l'induration d'un chancre du col que découvre l'examen. Si donc, dans la pathologie utérine le speculum est plutôt un instrument de vérification, ou un auxiliaire indispensable d'une opération, dans la recherche des maladies spécifiques il est au premier chef un instrument de diagnostic. Lui seul est employé pour l'examen des filles soumises, tandis que le toucher (et pour cause) se pratique plus rarement. C'est ainsi que dans une visite que j'ai faite, avec le docteur Sognies, au dispensaire des filles, j'ai pu constater avec lui, sur le col de l'une d'elles, des indurations et nodosités sous-muqueuses qui étaient l'indice d'anciennes cicatrices d'ulcères vénériens qui passaient inaperçues à la vue.

Un autre avantage de ce speculum, c'est que pendant l'examen il laisse à nu et déplisse la fourchette vulvaire, qui est si souvent le siége d'ulcérations spécifiques.

L'application de ce speculum n'est nullement douloureuse, en raison même de cette circonstance qui fait que la fourchette n'est en contact avec aucune partie métallique.

Ce n'est pas seulement comme instrument de *diagnostic,* mais surtout pour le traitement que ce speculum présente des avantages.

M. le professeur agrégé Spillmann a bien voulu m'autoriser (et je l'en remercie) à appliquer mon speculum sur une quinzaine de vénériennes de son service; il a constaté avec moi, et en présence de ses élèves, la facilité d'application de ce nouveau speculum, les avantages qu'il présente pour toucher le col et pour l'atteindre avec les instruments.

En effet, nous avons vu comment le col s'engage de plus en plus entre les valves de l'instrument, de sorte qu'il se trouve à peine à quelques centimètres de la fourchette vulvaire qu'on peut déprimer au besoin, et sans la moindre douleur, avec le doigt.

Les opérations sur le col de l'utérus sont rendues plus faciles, car on a en quelque sorte le col sous la main et le speculum ne gêne pas par lui-même l'application des instruments.

De même qu'il est facile avec le doigt d'éponger directement le col utérin quand mon speculum est appliqué, de même aussi on pourrait opérer facilement un polype du col, le saisir avec une pince ordinaire sans être obligé de l'attirer péniblement et d'opérer au fond du long couloir des speculums usuels.

Ainsi, dans le procédé opératoire indiqué par M. Stoltz pour

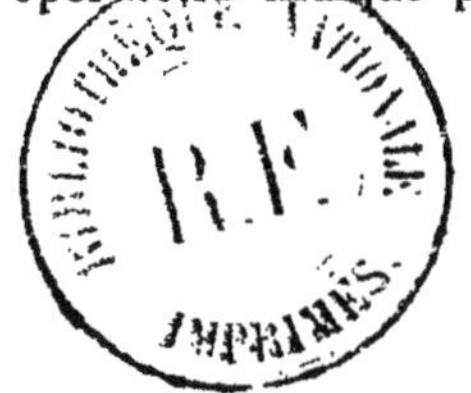

l'ablation des polypes fibreux du col ou du corps de l'utérus, des tumeurs pédiculées en général, il est impossible de retirer le speculum une fois que la pince est appliquée sur la tumeur, à cause de l'arrêt subi par les anneaux des manches. Ce qui a amené M. Stoltz à inventer un speculum plein cylindrique dont la valve supérieure s'enlève comme dans un speculum trivalve. Néanmoins, la manœuvre opératoire est assez pénible. M. le docteur Marchal, de son côté, pour obvier à cet inconvénient, a imaginé une pince à griffe dont les anneaux des manches peuvent s'enlever pour permettre de retirer le speculum.

Avec le nouveau speculum que je vous présente, M. le docteur Marchal pense avec moi que ce genre d'opération serait singulièrement facilité sans avoir recours à des pinces spéciales et en laissant le speculum en place.

M. le docteur Marchal, qui a bien voulu appliquer ce speculum quelquefois, m'a dit aussi que dans un cas d'antéversion utérine, il put introduire la sonde utérine jusqu'au fond de l'utérus sans retirer le speculum, ce qu'il avait tenté inutilement avec le speculum de Cusco.

Je ne veux pas m'étendre plus longuement sur les applications possibles du speculum que j'ai l'honneur de présenter à la Société.

Je me bornerai à dire en résumé :

1° Que son application est facile et non douloureuse ;

2° Qu'il permet la recherche du col pendant l'application et qu'il rend cette recherche facile et certaine, qu'il permet le contrôle simultané de la vue et du toucher, qu'il rapproche le col de la main du chirurgien armée ou non d'instruments, et qu'il facilite le diagnostic de certaines lésions du col et de la fourchette et les opérations sur le col.

Voici l'appréciation de M. le professeur Fournier sur ce speculum présenté à l'Académie de médecine dans sa séance du 24 mai 1881 :

« J'ai l'honneur de présenter à l'Académie un *nouveau speculum vaginal* imaginé par M. le docteur Émile Lévy, chef de clinique médicale à la Faculté de médecine de Nancy, et construit par M. Streisguth, fabricant d'instruments de chirurgie dans cette ville. C'est un speculum bivalve, analogue à celui de notre confrère M. Cusco, mais qui en diffère surtout par la disposition de la valve inférieure présentant une large fenêtre de forme ovalaire; aussi devient-il possible de toucher et de voir en même temps le col utérin. Des essais que nous en avons faits nous pouvons conclure qu'il remplit parfaitement cette double indication; ce qui lui donne une importance toute particulière. »

Nancy, impr. Berger-Levrault et Cie.

www.ingramcontent.com/pod-product-compliance
Ingram Content Group UK Ltd.
Pitfield, Milton Keynes, MK11 3LW, UK
UKHW020456220726
13923UKWH00006B/2582

9 782019 287979